TRAITÉ

SUR

L'ÉPILEPSIE

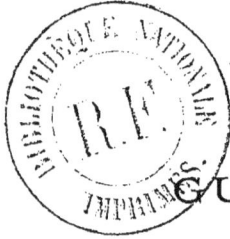

GUÉRISON

PAR LES

GRANULES DE *GALLIUM PALUSTRE* CULTIVÉ

Du Docteur DURAND

PRÉPARÉS

Par Ferdinand VIDAL

PHARMACIEN DE 1ʳᵉ CLASSE, A MONTPELLIER.

MONTPELLIER

TYPOGRAPHIE DE BOEHM & FILS, IMPRIMEURS DE L'ACADÉMIE

Place de l'Observatoire

—

1873

TRAITÉ

SUR

L'ÉPILEPSIE

GUÉRISON

PAR LES

GRANULES DE *GALLIUM PALUSTRE* CULTIVÉ

DU Dr DURAND

Préparés par F. VIDAL, Pharmacien de 1re classe

A MONTPELLIER.

I. — Le prince des médecins a appelé cette affection *maladie sacrée* (*de Morbo sacro*) ; mais il ne partageait point l'opinion de ces esprits faibles et superstitieux qui, voulant couvrir leur insuffisance du manteau du fanatisme, la regardaient comme une punition du ciel : *Morbus hic nihil habet aliis morbis divinius aut sacratius, sed eamdem ex quâ reliqui morbi oriuntur naturam sortitus est ; homines vero ex imperitiâ et admiratione et naturam quamdam et causam divinam inesse censuerunt, quod nullâ in re reliquorum morborum similis esset* [1].

Elle a été nommée *morbus comitialis* par les Romains, du mot latin *comitiæ*, assemblées qui avaient lieu à Rome dans le Champ de Mars, parce qu'elles étaient dissoutes sitôt que quelque malheureux citoyen tombait dans une attaque, afin d'éviter le malheur dont on croyait que cet événement était le présage. Elle a encore reçu d'autres dénominations: ainsi, elle a été appelée mal caduc, haut mal, mal de terre, mal des enfants, grande maladie, *morbus sacer et major* [2], *morbus herculaneus* [3], *morbus sonticus* [4], *analeptia* [5], *morbus lunaticus*, à cause du rapport que l'on croyait exister quelquefois entre les phases de la lune et les accès.

[1] *Hippocratis contractus de Morbo sacro.*
[2] Celse.
[3] Arétée.
[4] Aulu-Gelle.
[5] Rivière et les Arabes.

Méat, cité par Murat dans son *Traité des maladies nocturnes*, rapporte l'observation d'un enfant chez lequel il observa une correspondance singulière des mouvements épileptiques avec les phases de la lune. Pour nous, nous conserverons la dénomination d'épilepsie, du mot grec επιληψις, επιληψια, saisissement.

II. — Nous dirons, avec Baumes, que l'épilepsie est un clonisme chronique avec lésion absolue des sens, ordinairement composée d'une attaque qui revient par intervalles et qui est suivie de lassitude plus ou moins forte.

III. — Le temps a jeté un voile épais sur l'origine de l'épilepsie ; les auteurs de la plus haute antiquité en ont fait mention. Orphée l'a décrite, dans un hymne à Mercure, sous le nom de *morbus lunaticus*. Regardée comme une punition du ciel, elle resta longtemps assujétie à l'empire de la superstition. Les prêtres étaient chargés du soin de guérir cette maladie, parce qu'ils avaient seuls le droit d'exorciser.

Hippocrate paraît : le bandeau fanatique tombe, les épileptiques se soumettent à un traitement médical ; plusieurs, se voyant délivrés de leurs attaques, admirent cet étonnant génie qui pose les principes inébranlables de la médecine.

Depuis Hippocrate jusqu'à Tissot, on a négligé l'étude de l'épilepsie, que l'on regardait comme incurable ; aussi a-t-on très-peu écrit sur cette maladie. De nos jours, si l'on jette les yeux sur le tableau immense des remèdes que l'on a préconisés contre cette affection, on ne peut s'empêcher d'avouer qu'elle a besoin d'être étudiée et d'être le but de profondes recherches.

L'épilepsie s'annonce quelquefois par des signes précurseurs, tels que l'obscurcissement de la vue, les vertiges, le tintement des oreilles. Chez les enfants très-jeunes et qui sont encore à la mamelle, on observe une agitation générale, des soubresauts des tendons, l'égarement de l'œil, le gonflement des paupières, un sommeil pénible, le réveil en sursaut ; ils cessent de téter. Mais le plus souvent elle éclate tout à coup : le malade pousse un cri, tombe au milieu des plus violentes et des plus effrayantes convulsions. C'est alors que commence une maladie dont le spectacle hideux éteint la pitié dans le cœur le plus empressé et ne le rend accessible qu'à l'effroi. Le front se crispe ; les cheveux se hérissent ; les yeux roulent dans leurs orbites ; le visage se gonfle, devient rouge, ecchymosé ; la langue sort de la bouche et est souvent meurtrie et déchirée ntre les dents ; les lèvres s'allongent, se portent en avant, se couvrent d'une matière écumeuse qui, d'après Hippocrate, vient des poumons; la mâchoire inférieure est serrée contre la supérieure ou s'en écarte jusqu'à se luxer; le grincement des dents est si fort qu'elles volent en éclats. Les malheureux poussent quelquefois des hurlements effrayants. Chez les uns, la tête exécute des mouvements infinis; chez les autres, elle reste immobile; chez ceux-ci, elle est si fortement tournée du côté gauche, qu'elle repose presque sur l'épaule. Si l'on approche de l'œil du malheureux en proie à cette affreuse maladie une lumière quelconque, la pupille ne se contracte point. Si l'on brûle la peau à une partie quelconque du corps, le malade ne donne aucun signe de sensibilité. Les muscles du dos, de la poitrine, du bas-ventre, se meuvent avec une grande célérité; les extrémités supérieures et inférieures sont contractées, tendues ou fléchies. On regarde comme un signe caractéristique de cette maladie la violente flexion des pouces, qui se trouvent recouverts par les autres doigs. Les muscles que Bichat désigne sous le nom de muscles de la vie organique ne sont point étrangers à cette scène effrayante. Le pouls, d'abord petit, devient fréquent, dur, inégal, quelquefois il s'efface; la respiration est convulsive. Il survient des éructations, des borborygmes, des nausées, des vomissements, l'émission d'urines, des déjections involontaires; le sang coule du nez, des yeux, des oreilles. Chez plusieurs, le membre viril entre en érection, et l'émission de semence qui en résulte ne contribue pas peu à l'affaiblissement de ces infortunés. En un mot, tout annonce l'état le plus violent de toute l'économie.

Après un temps plus ou moins long, le spasme général diminue, la respiration est plus facile, le pouls est plus souple, la salive coule abondamment, la tête est lourde, les yeux appesantis; le malheureux, ignorant ce qui s'est passé, regarde avec étonnement ceux qui l'entourent; une teinte jaune est répandue sur son visage. Son corps est inondé par une sueur abondante, surtout les parties supérieures, la tête, le cou, la poitrine; de Haën l'a vue d'une fétidité extraordinaire et si abondante que le lit même en était mouillé. Chez les uns, l'exercice de la pensée se rétablit immédiatement après l'accès; chez d'autres, elle ne redevient libre qu'après plusieurs jours.

Tous les accès ne sont pas aussi terribles; les convulsions ne sont pas toujours générales. Nous avons vu une jeune demoiselle qui, durant l'accès, poussait de profonds soupirs et remuait seulement les deux bras. Une jeune dame est prise d'un accès dans une course à cheval; elle n'est point renversée, elle pousse un cri très-faible, les yeux sont convulsifs; l'accès ne dure qu'une minute, et la malade reprend la conversation, la phrase où elle l'avait laissée, sans se douter de ce qui vient de lui arriver.

Le docteur Peyroux, dans ses Observations médicales, rapporte l'histoire d'un homme dont tout l'accès consistait à courir dix pas en arrière, tomber sans connaissance et se relever tout à coup.

Il est même des accès qui n'éclatent que pendant le sommeil. M. Esquirol donnait ses soins à un homme âgé de 32 ans dont l'épilepsie était compliquée de fureur et de démence. Il n'était pris de ses accès que pendant le sommeil ; s'il arrivait, ce qui était très-rare, qu'il eût des accès pendant le jour, il s'endormait ; si on l'éveillait, l'accès était prévenu [1].

La durée des accès varie depuis des minutes jusqu'à des heures entières ; on les a vus persister quatre, cinq et même six heures. Barbette parle d'une fille de 20 ans dont les accès n'étaient pas extrêmement violents, mais qui duraient quatorze heures. La fréquence est indéterminée. La périodicité est confirmée par l'observation. Personne ne doute de l'hérédité de cette affection. Boerhaave a vu tous les enfants d'un homme épileptique mourir de cette maladie. Un père, au rapport de Tissot, eut le malheur de voir périr quatorze de ses enfants. L'épilepsie est connée, puisque les impressions morales et fortes reçues par la mère pendant la grossesse, se communiquant au fœtus, ont produit l'épilepsie. Fabrice de Hilden cite l'observation d'une femme enceinte, jouissant d'une parfaite santé, qui fut tellement saisie d'horreur à la vue d'un homme dans un accès d'épilepsie, que peu de temps après elle mit au monde un enfant épileptique. Le docteur Maisonneuve cite de nombreux exemples pour prouver la connéité de cette affection. Hippocrate a dit : *Originis initium sumit cum adhùc fœtus in utero existit.*

IV. — L'épilepsie a beaucoup d'analogie avec les convulsions. On observe en effet, de part et d'autre, que le même désordre affecte le système musculaire ; mais, dans le premier cas, l'attaque se termine par un état de stupeur ou d'engourdissement qui intervertit les fonctions des sens et les facultés intellectuelles, ce qui n'a pas lieu pour les convulsions ; cependant il est des cas où il est impossible de distinguer les convulsions de l'épilepsie.

Dans la catalepsie, les attaques sont ordinairement précédées de phénomènes précurseurs qui annoncent son invasion plus ou moins prochaine : ce sont des maux de tête, des agitations, des anéantissements

---

[1] *Dictionnaire des sciences médicales*, Art. ÉPILEPSIE.

d'esprit, des douleurs dans les membres, des palpitations et quelquefois de légères secousses convulsives, des crampes, la rougeur et la pâleur du visage, un sentiment de froid ou de chaleur dans les diverses parties du corps. Les membres sont plus flexibles que dans l'épilepsie ; la face est ordinairement peu altérée ; le malade n'écume point, il ne perd point le souvenir de ce qui s'est passé.

L'hystérie se manifeste ordinairement à la puberté. L'accès n'éclate pas brusquement ; il est précédé ou accompagné du globe hystérique; les convulsions sont plus uniformes, la face est moins hideuse, moins projetée, moins injectée ; l'abdomen est volumineux ; les malades conservent le souvenir de leur état.

Dans l'apoplexie, la respiration est stertoreuse ; il y a peu ou point de convulsions ; il y a, en un mot, paralysie. Dans l'épilepsie, au contraire. il y a augmentation de mouvements.

L'épilepsie étant de toutes les maladies celle que simulera le mieux un mendiant pour attirer la commisération publique, un jeune soldat pour se libérer du service militaire, nous croyons devoir exposer les moyens à l'aide desquels on pourra reconnaître la fourberie.

Le pouls, dans l'épilepsie réelle, sera d'abord petit ; ensuite il deviendra dur, fréquent et irrégulier ; il sera tout au plus accéléré dans l'épilepsie feinte. Si l'on ouvre les poignets d'un faux épileptique, l'on y parviendra avec beaucoup moins d'efforts que dans l'épilepsie vraie ; mais le fourbe, croyant bien faire, les refermera au moment où on les lui aura desserrés, ce qui n'a point lieu chez le vrai épileptique.

Le docteur Mouton, chirurgien militaire, a remarqué que les personnes sujettes depuis longtemps à des attaques épileptiques ont le blanc des yeux terne et plus humide que dans l'état ordinaire.

Dans l'épilepsie réelle, il y a strabisme, écume à la bouche, ce qu'un faux épileptique ne pourra jamais bien imiter. Il en est de même de cet air particulier d'étonnement. de stupidité d'un véritable épileptique au sortir de l'accès.

Si la compression du nerf facial sur la branche montante de l'os maxillaire fait ouvrir la mâchoire, l'épilepsie sera simulée ; la compression du nerf cubital décèlera encore la fourberie.

Nous passerons sous silence l'histoire complète de l'épilepsie ; nous ne prétendons point faire à nos lecteurs un cours de médecine ; notre seul but est d'atteindre le soulagement et la guérison des malheureux atteints de cette terrible affection.

Quand nous nous sommes occupé de la cure spéciale de cette maladie, nous avons passé en revue tous les médicaments préconisés jusqu'à cette époque.

Nos expériences ont été suivies, étudiées et pesées avec tout le soin que mérite une maladie aussi scabreuse. L'oxyde de zinc, vanté par le docteur Corvisart, a été employé ; les cantharides, préconisées par Sédillot, n'ont produit aucun effet.

La joubarbe, l'huile de térébenthine, vantées par les Perseval les Latham, les Peters, etc., n'ont pas agi davantage.

L'asa fœtida, l'opium, les feuilles d'oranger, la pivoine, le gui de chêne, vantés par de Haën, ne nous ont pas donné de meilleurs résultats.

Nous avons encore essayé l'oxyde de bismuth, le castoréum, la rue, l'antimoine, l'électricité, la belladone, employés par Stoll, Bergius et van Swieten, la noix vomique du docteur Lichtenstein, l'acide hydrocyanique du docteur Heller. Nous n'avons obtenu de toutes ces recherches que déception et découragement.

Nous passerons sous silence d'autres prétendus spécifiques que l'on doit couvrir du voile de l'oubli, parce que la superstition les a fait introduire dans le traitement de l'épilepsie ; de ce nombre sont: le foie de loup, le cerveau de renard, le cœur de taupe, l'arrière-faix d'un premier-né, la râclure de crâne humain, etc. Ces remèdes, enfantés par la sotte crédulité, inutiles, dégoûtants, sans vertu et sans force, servent à prouver dans quelles petitesses peuvent donner les hommes quand ils se laissent conduire par les systèmes et les vils préjugés.

Le quinquina nous a donné de beaux résultats lorsque l'épilepsie provient de l'onanisme.

La valériane nous a réussi quelquefois; les docteurs Fabrius, Columna, Will, Vepfer, Mead, Scopoli, Schuchmann, Bucher, Panerolus, Sylvius, de Haller, etc., en font un grand cas ; mais, pour que cette racine produise d'heureux résultats, il faut préparer le malade à son administration. Existe-t-il une pléthore sanguine du cerveau, les saignées, les révulsifs, les exutoires, les lavements purgatifs, les boissons mucilagineuses, un régime doux et léger, un exercice modéré, doivent en précéder l'usage.

La manière la plus ordinaire et la plus efficace d'administrer la valériane est de la donner en poudre, à la dose de deux gros, un le matin, l'autre le soir, délayés dans un verre de décoction de la même plante, dont on boit environ une pinte dans la journée.

Le nitrate d'argent, quoiqu'il ait été vanté outre mesure par les médecins anglais, par les médecins allemands, ne nous a pas réussi.

Un volume énorme ne suffirait point si nous voulions passer en revue tout ce que nous avons fait pour arriver à notre but (la guérison de l'épilepsie).

Nous avions été appelé à Anduze (Gard) pour traiter une jeune demoiselle de douze ans, atteinte d'épilepsie, qui éprouvait des attaques tous les deux ou trois jours. Le docteur Chamayou, très-savant et très-recommandable praticien d'Alais, l'avait vue plusieurs fois ; il avait employé la valériane, etc., etc., sans obtenir le moindre résultat. Nous avions employé comme lui les antispasmodiques, les antinerveux, etc., quand le docteur Volpelière du Pradinas, qui était le médecin ordinaire de la malade, me fit part d'un médicament que M. Vidal, pharmacien, lui avait remis contre l'épilepsie, et il m'assura que ce médicament lui avait réussi quelquefois. « C'est un extrait, me dit-il, que M. Vidal appelle extrait de Gallium. Le docteur Miergues en fait un grand éloge; essayez-le, vous pourrez peut-être réussir. » Le docteur Miergues a, en effet, fait un Mémoire sur la réussite du Gallium contre l'épilepsie.

Nous nous rendîmes chez ce pharmacien, qui nous remit 60 gr. de cet extrait. Nous fîmes diviser cette dose en seize parties égales, dissoutes dans l'eau de fleur d'oranger, à prendre quatre doses par jour, une avant ou après le repas ; peu à peu les attaques épileptiques disparurent complètement.

Néanmoins, M. Vidal nous engagea à faire usage de cet extrait pendant deux mois sans discontinuer, afin d'assurer la guérison ; il y a de cela quatorze ans, et depuis, cette jeune personne n'a plus éprouvé la moindre attaque.

Depuis, M. le docteur Volpelière du Pradinas, de concert avec M. Vidal, pharmacien, et moi, nous nous sommes livrés à de nombreuses expériences sur les épileptiques. Nous avons obtenu des effets auxquels nous étions loin de nous attendre. Cependant, malgré les cas de réussite assez nombreux, nous éprouvions quelques déceptions lorsque parut une brochure bien comprise et bien motivée du savant Aubergier (de Clermont-Ferrand), sur le *lactucarium* obtenu de la laitue cultivée, produit dont l'action, si douteuse autrefois, a fait place par la culture à un médicament sédatif par excellence.

Frappé de ce résultat, M. Vidal, pharmacien, nous fit part de l'intention qu'il avait de cultiver le Gallium, en traitant cette plante absolument de la même manière que M. Aubergier traite la laitue. A cet effet, ce pharmacien a fait construire des serres, en a engraissé le terrain avec le guano du Pérou ; par cette culture, il a obtenu des plantes beaucoup plus élevées que celles qui viennent en plein champ. Ces fleurs, ne donnant ordinairement qu'un suc aqueux, nous ont donné, par la culture, un suc laiteux très-chargé en principes actifs et aromatiques. C'est ce même suc laiteux qui, desséché et traité par l'alcool, nous fournit notre extrait de Gallium palustre, qui constitue notre spécifique anti-épileptique.

Nous ne faisons point un secret de notre produit, nous n'en faisons point non plus une panacée universelle. Nous le donnons comme un spécifique contre l'épilepsie, et non pour guérir d'autres maladies; car il n'a été employé par nous que pour traiter cette terrible affection.

La plupart des remèdes secrets admis dans le public sont recouverts d'une cuirasse cachant leur composition et leur préparation : en un mot, les médecins, autant que les malades, ignorent complètement, ceux-là ce qu'ils ordonnent, et ceux-ci ce qu'ils prennent. Quant à nous, nous faisons connaître notre médicament, sa composition, sa préparation même, afin que les médecins, les pharmaciens et les malades soient tous fixés sur le produit que nous leur offrons. Ce n'est qu'après un grand nombre de cures que nous nous sommes décidés à employer la publication dans les journaux pour faire connaître notre spécialité.

Nous avons dit que le Gallium non cultivé nous faisait éprouver des déceptions; après que M. Vidal eut obtenu du Gallium cultivé en assez forte dose pour pouvoir l'essayer, nous avons repris les épileptiques chez lesquels notre premier essai avait échoué. Après trois mois consécutifs de notre nouveau traitement, sur sept malades, quatre sont radicalement guéris aujourd'hui, et depuis un an ils n'ont pas éprouvé la moindre attaque.

L'épilepsie n'est pas une maladie comme les autres : les malades guéris ne veulent point qu'on se flatte ouvertement d'avoir obtenu leur guérison; ils ne veulent même pas avoir le sentiment de leur état primitif; lorsque cette idée se présente à leur mémoire, ils la repoussent toujours. Les pères de famille même qui ont eu des enfants malades, aujourd'hui guéris radicalement, s'opposent non-seulement à ce que leurs noms paraissent dans nos observations médicales, mais encore ils font tout leur possible pour que ceux qui les entourent ignorent complètement qu'ils ont été malades.

C'est ainsi que l'un de nos clients, dont la fille, âgée de dix-huit ans, a été guérie par notre traitement, nous priait, quand nous allions lui faire nos visites, de passer par la cour située derrière sa maison, afin que notre qualité de médecin ne fît point supposer que son enfant était malade.

Il nous est donc impossible de citer les noms de ceux que nous avons guéris, et dans les lettres que voici, prises entre toutes les attestations que nous possédons, nous n'avons pu mettre les noms de leurs auteurs, car aucun d'eux n'a voulu nous y autoriser, et nous avons dû accéder à leur désir qui du reste est bien légitime ; car quel est celui qui voudrait que tout le monde sût qu'il a été atteint d'épilepsie ?

Millau (Aveyron). 10 *juillet* 1850.

Monsieur le Docteur,

Depuis que j'ai administré votre remède étiqueté *Gallium*, que m'a expédié M. Vidal, pharmacien, pour mon domestique atteint d'épilepsie occasionnée par une très-forte sensation qu'il éprouva ; depuis qu'il a employé et fini vos médicaments, qui ont duré trois mois, il n'a plus éprouvé d'attaques. Au commencement du second mois, le mieux se fit sentir, et vers la fin du troisième mois les accès avaient cessé complètement.

Aujourd'hui il a repris son service, il me sert la messe comme auparavant ; en un mot, sa santé s'est complètement rétablie.

Le but de cette lettre est de remercier monsieur le Docteur de la bonté qu'il a eue de penser à moi, car il m'a rendu un très-grand service en rendant la santé à mon domestique : l'attachement que je porte à ce brave homme est d'autant plus sincère qu'il y a plus de vingt ans qu'il est à mon service.

Il me charge de vous témoigner toute sa reconnaissance.

Recevez, monsieur le Docteur, avec mes remerciements, mes salutations les plus empressées.   A..., curé.

Lodève, 16 *avril* 1851.

Monsieur,

Je vous dois une réponse à l'égard de l'extrait de Gallium palustre que vous m'avez envoyé il y a bientôt cinq mois.

Je suis arrivé à obtenir les guérisons que voici : celle d'un tisserand âgé de trente-quatre ans, celle d'un laveur de laine âgé de vingt-six ans, et celle d'un jeune garçon âgé de dix-huit ans, appartenant à l'une des meilleures familles de Lodève. Vous me permettrez de vous taire leurs noms, ma position de médecin l'exige. La famille de ce dernier me prie de vous faire parvenir la somme de 100 francs pour vous couvrir du montant des médicaments que vous lui avez fournis ; quant aux autres, vous serez obligé de faire le sacrifice de vos granules, vu qu'ils sont dépourvus de moyens d'existence.

Veuillez agréer, monsieur Vidal, l'expression de ma sincère reconnaissance.   A...., docteur en médecine.

Villemenard (Marne), 25 *mai* 1861.

Mon cher monsieur Vidal,

Je ne sais comment vous témoigner la reconnaissance que je vous dois, car vous m'avez guéri d'une maladie qu'on dit incurable et qui cependant doit guérir : je le vois par moi-même. Voilà cinq mois que je prends de vos granules, et je suis radicalement guéri ; je dis radicalement, car mon épilepsie me prenait tous les quinze jours, et aussitôt que j'ai commencé vos granules, j'ai senti un mieux sans pareil... Je me propose d'aller vous remercier à Montpellier.

En attendant, je reste, Monsieur, votre très-humble et très-reconnaissant serviteur.   A... R., propriétaire.

Rochefort-sur-Mer, 8 *juillet* 1861.

Monsieur Vidal, pharmacien à Montpellier,

Le succès obtenu par M. G... de Saint-George, que j'avais sollicité d'employer votre traitement anti-épileptique pour guérir son jeune fils, me fait désirer une autre expérience, afin que tous les malades de ma contrée se décident à en user. Depuis le 15 novembre dernier, c'est-à-dire deux mois après le début du traitement, le jeune G... n'a plus eu de crises et il en ressentait deux chaque mois, et souvent davantage....

Recevez, Monsieur, l'assurance de notre entier dévouement.

R. V...

Olmeto (Corse), 1er *juillet* 1861.

Monsieur Vidal, pharmacien,

Les bons résultats que j'ai obtenus des granules de Gallium palustre du docteur Durand, pour la guérison de l'épilepsie, m'autorisent à vous faire la présente demande, avec prière de me faire parvenir, par le retour du courrier, un second traitement....

Recevez, Monsieur, l'assurance de ma considération distinguée.

P..., docteur en médecine.

Blidah (Algérie), 27 *mars* 1861.

Monsieur Vidal, pharmacien à Montpellier,

Reconnaissant le bien que m'a fait votre traitement par les pilules ou granules de Gallium palustre, je viens vous prier de vouloir bien m'en adresser un autre par les Messageries impériales et contre remboursement....

Je constate aujourd'hui chez moi un grand succès.... Recevez, Monsieur, l'assurance de mon profond respect.   P..., négociant.

Belfort (Haut-Rhin), 6 *avril* 1861.

Monsieur,

J'ai l'honneur de vous annoncer que j'ai bien reçu la lettre que vous m'avez adressée, et qu'après avoir pris des renseignements auprès de M. L..., à Guyon, qui est très-content de votre traitement, je me suis décidé à l'essayer. En conséquence, veuillez avoir la bonté de me l'expédier contre remboursement.....

Agréez, Monsieur, l'assurance de ma parfaite considération.

C. V..., faubourg des Forges.

Nesle (Somme), 13 *avril* 1861.

Monsieur,

Il y a bientôt six mois que je vous avais écrit pour deux traitements anti-épileptiques pour enfants. L'emploi de ces traitements touche à sa fin. Je suis heureux de vous annoncer que l'un des sujets n'a pas eu d'attaque depuis qu'il est aux granules... Tout fait donc espérer sa guérison...

Veuillez m'envoyer un autre traitement... Recevez, Monsieur, l'assurance de mes sentiments respectueux et dévoués.   D..., curé.

Lyon, 21 mars 1862.

Monsieur,

Connaissant une personne qui a été guérie par les granules de Gallium du docteur Durand, je viens vous en demander une boîte pour mon mari, qui est atteint d'épilepsie... Vous pouvez me l'envoyer, et, en l'attendant, j'ai l'honneur de vous saluer.   S..., mercière.

Bruxelles, 11 *juillet* 1861.

Monsieur Vidal, à Montpellier,

Un docteur de cette ville, M. B..., est venu m'annoncer hier un succès obtenu par vos granules. Le jeune homme était sujet à de fréquentes attaques, à des mouvements involontaires épileptiformes qui l'empêchaient même d'écrire ; par suite, il avait dû quitter ses études. Il n'a plus eu d'attaques, il n'a plus eu de ces mouvements nerveux, écrit comme tout autre, a repris ses études et vient de partir pour les bains de mer...

Tout à vous, Ch. D...

Ain-Temouchant, 10 *août* 1864.

Monsieur Vidal,

Pendant mes études en médecine à Montpellier, et aussi chez mon père, docteur en médecine à Olargues (Hérault), j'ai vu les heureux résultats, dans deux cas d'épilepsie, par vos granules de Gallium palustre. C'est ce qui m'encourage, Monsieur, à vous écrire cette lettre pour vous adresser un malheureux épileptique qui a essayé de tous les médicaments pour se débarrasser d'une épilepsie produite par une grande peur. Veuillez donc lui envoyer le traitement complet, avec la remise que vous faites d'usage aux établissements de bienfaisance.

Veuillez me croire, Monsieur, votre très-humble serviteur.

Docteur GIRALD.

à l'hospice d'Ain-Temouchant (Algérie).

Bruxelles, le 2 *septembre* 1865.

Monsieur Vidal, à Montpellier,

M. le docteur Borremans, à Bruxelles, vient de m'annoncer trois succès complets de votre Gallium. Les travaux sur le Gallium palustre vont être présentés incessamment à l'Académie de Bruxelles, avec les observations recueillies dans tous les hôpitaux belges chez les malades qui ont subi l'épreuve de votre produit.

Veuillez agréer, Monsieur, mes salutations.   DELACRE.

Lyon, le 2 *février* 1865.

Monsieur Vidal,

M'étant parfaitement trouvé, l'année dernière, de l'emploi du Gallium palustre, et n'ayant plus ressenti aucune espèce d'accès depuis quatorze mois, je suis tenté, pour consolider la guérison, d'en faire usage au printemps. Veuillez donc m'envoyer une de vos boîtes complètes de 50 francs et en faire suivre le remboursement. C'est d'après l'avis du docteur Gaillard, rue de l'Impératrice, à Lyon, que je réitère votre traitement.

Veuillez agréer, Monsieur, mes salutations.   DEL......

Bazy, le 24 août 1865.

Monsieur Vidal, pharmacien à Montpellier,

Pendant que j'étais curé à Castelés, il y a trente mois environ, je vous ai écrit à l'égard d'un de mes paroissiens atteint d'épilepsie. Vous eûtes la bonté de m'envoyer votre remède ; le pauvre malade en faisait usage depuis quelques jours seulement lorsque je fus nommé curé dans une autre paroisse. J'ai appris depuis que votre remède avait donné les meilleurs résultats, malgré l'âge du malheureux. Encouragée par cet exemple de guérison, une autre famille de Castelés ayant le fils aîné atteint du même mal, me fait prier par le docteur Badière, médecin à Orthez, de vouloir lui procurer votre remède, qui déjà a obtenu un si grand succès. Je vous prie donc, monsieur Vidal, de m'expédier un traitement complet, contre remboursement, pour un jeune homme âgé de 25 ans, très-fort et très-robuste.

Veuillez agréer, Monsieur, mes salutations respectueuses.

B..., curé.

Nous aurions pu ajouter encore plusieurs lettres, entre autres celle que nous a adressée le docteur Anglade (de Rodez), et plusieurs de ses honorables confrères, constatant toute la réussite de notre produit. Mais le cadre restreint de cet opuscule ne nous permet pas d'en insérer davantage.

Nous devons prémunir les malades contre toute imitation ou contrefaçon qu'on serait tenté de faire de notre médicament.

La préparation de notre spécifique (extrait de Gallium), sous forme de granules recouverts d'une couche sucrée, nous a paru le moyen le plus sûr d'en assurer la conservation indéfinie.

Il importe donc de ne pas innover sans motifs, le changement le plus léger pouvant être suivi des plus graves conséquences.

Notre médicament étant connu, les médecins honnêtes et consciencieux ne pourront plus être désormais arrêtés par d'honorables scrupules sur l'emploi qu'ils devront en faire.

Nous recevrons avec reconnaissance les renseignements qui nous seront adressés dans l'intérêt public et dans un but scientique.

TRAITEMENT ET MODE D'EMPLOI.

Le mode de traitement que nous adoptons pour la guérison complète de l'épilepsie exige un emploi consécutif d'extrait de Gallium que nous administrons à nos malades pendant six mois.

Après dix-huit ans d'études spécialement consacrées à cette maladie, quand nous avons employé le Gallium nous avions à constater si ce médicament, administré à haute dose, pourrait être supporté par nos malades, et s'il ne nuirait point à leur santé. Le mot de santé prononcé par nous, médecin, chez un épileptique, étonne déjà peut-être mes lecteurs ; ceux qui ont malheureusement des épileptiques chez eux m'ont déjà compris. En effet, combien n'existe-t-il pas d'épileptiques qui, à part leurs accès, jouissent d'une santé parfaite?

L'extrait de Gallium, administré à dose progressive, n'a jamais fatigué nos malades ; l'affection épileptique contribue à le faire supporter : c'est absolument comme le quinquina ou la quinine, dont l'action est tolérée avec avantage par le fiévreux, tandis qu'une personne saine, soumise à l'emploi de ces médicaments, éprouvera bientôt des accès intermittents. Le fait que nous venons d'avancer ne peut être révoqué ; il est adopté aujourd'hui par toutes les écoles.

Notre traitement, disons-nous, pour que la guérison soit certaine, exige six mois d'emploi consécutif et sans suspension aucune de notre médicament.

Nous avons divisé l'extrait de Gallium nécessaire pour un traitement en 2,511 granules contenant chaque 10 centigr. de Gallium. Nous faisons prendre nos granules ainsi qu'il suit :

Le premier mois.....	2 le matin,	2 à midi et	2 le soir.
Le second mois......	3 —	3 —	3 —
Le troisième mois....	4 —	4 —	4 —
Le quatrième mois...	5 —	5 —	5 —
Le cinquième mois...	6 —	6 —	6 —
Le sixième mois.....	7 —	7 —	7 —

toujours avant ou après le repas.

Arrivé à cette dose, le corps se trouve saturé de notre spécifique. Ce n'est, en effet, que quand l'économie en est complètement saturée que, la transpiration du malade devenant plus sensible, le corps en moiteur laisse dégager, quoique le malade ne la sente pas, l'odeur de la plante qui fait l'objet de notre spécialité. Ce n'est ordinairement qu'après le quatrième ou le cinquième mois que les personnes qui soignent les malades font la remarque que je viens de citer.

Avant de commencer l'emploi de nos granules, nous administrons au malade la poudre purgative anti-épileptique ; elle doit être prise le matin à jeun, dans une infusion légère de fleurs de frêne, qui accompagnent notre traitement.

Le jour où l'on prendra notre purgation, l'on se dispensera des gra nules. Tous les mois pendant lesquels le malade sera soumis à notre traitement, à l'époque de la transaction d'un numéro de granules à l'autre, la même purgation sera réitérée.

On fera respirer aux épileptiques un air pur et libre ; ils éviteront les lieux bas et humides ; ils observeront une grande sobriété ; ils se nourriront de veau, d'agneau, de volaille, de poisson de rivière, de légumes apprêtés, d'œufs à peine cuits, de fruits bien mûrs. Le bœuf, le porc, le gibier, le thé, le café, les liqueurs spiritueuses, devront être interdits.

Le malade devra porter de la flanelle constamment.

La préparation de nos granules de Gallium palustre exigeant un temps considérable et un soin tout particulier, nous avons dû choisir, pour être à l'abri de tout reproche, une pharmacie connue et appréciée dont l'honneur et l'intérêt fussent engagés à ne rien négliger.

Nous avons donc choisi l'établissement de M. Vidal, à Montpellier, avec d'autant plus de raison que cet habile chimiste nous à beaucoup aidé dans nos recherches, soit par les soins assidus qu'il a constamment employés pour l'obtention de notre extrait de Gallium palustre cultivé soit pour la préparation bien comprise de nos granules.

Dr DURAND.

Le traitement ne se délivre que complet, et il se compose de 2,511 granules de Gallium palustre, de six prises purgatives, de la dose de fleurs de frêne nécessaire à l'emploi des purgations ; le prix est de 50 francs.

Nos envois se font par chemin de fer, grande vitesse, et le montant est payable contre remboursement ou en un mandat sur la poste inséré dans la lettre de demande ; ce dernier mode de paiement est le moins onéreux.

Une remise est faite aux hôpitaux et établissements de bienfaisance.

Pour toutes demandes et renseignements, s'adresser : à Montpellier, pharmacie Vidal ; à Bruxelles, pharmacie Anglaise de Ch. Delacre, 33, rue Montagne-de-la-Cour ; à Barcelone (Espagne), pharmacie de Gomas Padro.

On devra toujours exiger, comme garantie, que les étiquettes portent notre timbre et notre signature.

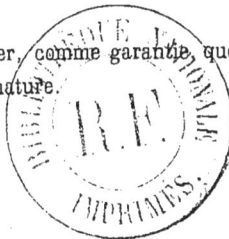

F. VIDAL.

Montpellier. — Typogr. BOEHM et FILS.

www.ingramcontent.com/pod-product-compliance
Lightning Source LLC
Chambersburg PA
CBHW050416210326
41520CB00020B/6618